Abnehmen in den Wechseljahren

Mit Leichtigkeit und Freude durch die Wechseljahre und zurück zum Wohlfühlgewicht

Der Ratgeber für Frauen ab 40

Charlotte Bach

INHALT

Das erwartet Sie in diesem Buch

Ein häufiges Problem, welches mit den Wechseljahren einhergeht, neben den schon sonstigen üblichen Beschwerden, ist eine oftmals unerklärliche Zunahme des Körpergewichts bzw. ein deutlicher Anstieg des Körperfetts. Nach der eigenen Meinung wird viel dafür getan, dass das Gewicht nicht weiter ansteigt und sogar wieder weniger wird, und doch ist dies häufig leider nicht der Fall.

Wie viele andere Frauen haben vermutlich auch Sie bereits alles versucht, was Sie in der

Vergangenheit vielleicht mit Erfolg anwendeten, und ließen auch nichts unversucht, was Ihnen an Neuem zugänglich wurde, jedoch mit mäßigem Erfolg. Als Frau ist es schon schwierig genug, deutlich spüren und auch sehen zu müssen, dass Jugend laut Adé sagt und sich das Gesamtbild deutlich verändert. Eine stetige Gewichtszunahme mit einer teilweise starken Veränderung der Proportionen und damit des Gesamtbilds machen es definitiv nicht leichter, die Wechseljahre als das zu akzeptieren, was sie sind – ein Übergang in eine neue Lebensphase im Leben einer Frau.

Doch so überraschend, wie es den meisten erscheint, ist die Zunahme des Körpergewichts und des Körperfettanteils jedoch nicht. Sie ist das Ergebnis verschiedener Einflüsse, die mit den Wechseljahren einhergehen und sich nur bedingt beeinflussen lassen, jedoch lassen sich deren Auswirkungen verringern. Im vorliegenden Ratgeber werden Sie einen tiefergehenden Einblick erhalten in grundlegende biologische Prozesse und damit ein grundlegendes Verständnis erwerben, darüber, was in Ihrem Körper passiert.

Dies wird Ihnen dabei helfen, eine andere Perspektive einzunehmen und anstatt sich den Veränderungen passiv hinzugeben, diese aktiv und positiv zu beeinflussen, damit Sie Ihr Ziel erreichen können, Ihr Körpergewicht und -fett erfolgreich und dauerhaft zu reduzieren oder über diese Lebensphase hinaus zu halten. Es wird kein Sprint werden, sondern ein Marathon, aber Sie können für sich das Beste rausholen.

Die Lebensphasen der Frau

Um zu verstehen, welche Prozesse in den Wechseljahren für die Entwicklung des Körpergewichts maßgeblich sind, werden wir als Erstes die Lebensphasen der Frau durchgehen, da diese umgekehrt geschehen. Je nach Lebensphase gibt es bestimmte individuelle Verhältnisse von Hormonen und Prozessen, die fein aufeinander abgestimmt sind und deren Zusammenspiel wichtig ist für das allgemeine Wohlbefinden und für die persönliche Definition sowie das persönliche Empfinden von Gesundheit.

Bereits im weiblichen Embryo sind ca. 1 Millionen Eizellen vorhanden, die sich bereits zum Zeitpunkt der Pubertät auf ca. 200.000 Eizellen reduziert haben (durch Degeneration). Die Pubertät ist der Übergang vom Mädchen zur Frau, oder auch zur fruchtbaren gebährfähigen Frau, die eingeleitet wird durch einen raschen Anstieg der Sexualhormone. Mit Eintritt der ersten Monatsblutung, auch Menarche genannt, beginnt die fruchtbare Phase, die begleitet wird vom monatlichen Ovarial- und Menstruationszyklus, die beide parallel ablaufen. Die weiblichen Sexualhormone spielen hier eine sehr wichtige Rolle, denn sie steuern die Zyklen. Kommt es zu Abweichungen, können unterschiedliche gesundheitliche Probleme auftreten, wobei unregelmäßige Zyklen zu Beginn der fruchtbaren Phase normal sind und sich im Laufe der Zeit einspielen. Diese fruchtbare Phase beginnt im Durchschnitt im Alter von 12 bis 14 Jahren und dauert bis zum ca. 40. Lebensjahr an.

Man nennt diesen gesamten Zeitabschnitt auch Menstruationsphase. Mit Beginn eines Monatszyklus reifen in den Eierstöcken befruchtungsfähige Eizellen heran (je eine Eizelle, die von Follikelzellen umgeben ist), von denen sich eine durchsetzt und schließlich zum Eisprung aus dem Follikel platzt und vom Eierstock in den Eileiter wandert.

Der zurückbleibende Follikel bildet nun den Gelbkörper, der sowohl Progesteron (auch Gelbkörperhormon genannt) als auch Östrogene produziert (für 14 Tage lang). Beide Hormone fördern die Entwicklung der Gebärmutterschleimhaut und bereiten diese auf eine Schwangerschaft vor. Bleibt diese aus, bildet sich der Gelbkörper zurück und der Progesteronspiegel fällt ab. Es kommt zur Regelblutung, bei der die vorbereitete Schleimhaut abgestoßen wird. Beide Zyklen beginnen von vorne, jeden Monat aufs Neue, solange diese Phase andauert.

Die bereits genannten weiblichen Sexualhormone stellen die beiden wichtigsten dar. Die Östrogene sind verantwortlich für die Ausbildung der sekundären Geschlechtsmerkmale. Die Brüste vergrößern sich, die Hüften werden breiter, das Unterhautfettgewebe nimmt zu und die Schambehaarung wächst. Progesteron gehört zu den Gestagenen und ist hauptsächlich für die Aufrechterhaltung einer Schwangerschaft mitverantwortlich. Die Abnahme des Progesterons kennzeichnet den Eintritt in die nächste Phase, die im Folgenden mit erläutert wird.

Wissenswertes zu den Wechseljahren

D ie Wechseljahre, auch Klimakterium genannt, bezeichnen den Übergang von der fruchtbaren Phase der Frau in die nicht mehr fruchtbare Phase, oder auch der Wandel von der gebährfähigen Phase zur nicht mehr gebährfähigen Phase.

Dies bedeutet nichts anderes, als dass neben den typischen altersbedingten körperlichen Veränderungen, wie bspw. die Abnahme von Muskelmasse oder die Verringerung des Gesamtenergieumsatzes, auch die Tätigkeit der Eierstöcke stetig abnimmt, bis sie schließlich ihre Arbeit ganz einstellen, was ein deutliches Absinken der Sexualhormone zur Folge hat. Dieser mehrere Jahre andauernde Prozess bringt die vielfältigen, teilweise sehr unangenehmen Begleiterscheinungen mit sich. Dies schauen wir uns nun einmal genauer an.

DIE PHASEN DER WECHSELJAHRE

Die Wechseljahre lassen sich in 4 Phasen einteilen, die sich in ihrer Länge unterscheiden. Sie beginnen mit der Prämenopause. Sie kann mehrere Jahre andauern und endet mit der letzten Monatsblutung. Kennzeichnend für diese Phase ist die steigende Anzahl an anovulatorischen Zyklen, also Zyklen, in denen kein Eisprung stattfindet.

Sie beginnt im Durchschnitt, also bei einem Großteil der Frauen, um das 40. Lebensjahr. In Ausnahmefällen auch früher. Der Progesteronspiegel sinkt, da nicht mehr jeden Zyklus Progesteron produzierende Gelbkörper vorhanden sind (Gelbkörper bleiben nach dem Eisprung zurück). Die Zyklen werden zudem auch unregelmäßiger und die ersten typischen Beschwerden, aufgrund der hormonellen Änderungen, können auftreten, wie bspw. Stimmungsschwankungen, Reizbarkeit und

Hitzewallungen. Zudem fällt es bereits in dieser Phase vielen Frauen schwieriger, ihr Gewicht zu halten oder abzunehmen, auch wenn Essgewohnheiten und ausreichend Bewegung beibehalten werden.

Als Perimenopause werden die 2 Jahre vor und nach der letzten Monatsblutung bezeichnet, weshalb sie sich erst im Nachhinein bestimmen lässt. Diese Phase kennzeichnet die eigentlichen Wechseljahre. Nachdem sich die Zyklen zuerst verkürzen, was eine Folge des Progesteronmangels ist, werden sie nun deutlich länger, mitunter bis zu 60 Tage lang. Nicht nur das Progesteron ist deutlich gesunken, sondern auch das Östrogen, da die Eierstöcke im Laufe des Alterungsprozesses ihre Arbeit nach und nach einstellen.

Es sind zum Eintritt der Wechseljahre nur noch wenige Eizellen vorhanden, und noch weniger dieser verbliebenen können zu einer befruchtungsfähigen Eizelle heranreifen, sodass es zu immer weniger Eisprüngen kommt. Mit der Abnahme an funktionsfähigen Follikeln ist auch die Fähigkeit der Eierstöcke zur Bildung von Östrogenen so gut wie erloschen.

Nicht zu vergessen ist zudem, dass auch Frauen männliche Hormone (Androgene, Testosteron als bekanntestes) produzieren. Dadurch entsteht im

Laufe der Zeit ein Ungleichgewicht, ein Mangel an Östrogen. Dies bleibt natürlich nicht ohne Folgen, so kann sich Akne entwickeln, mit der man in früheren Jahren noch keine Probleme hatte, und der sogenannte Damenbart erscheint. Dazu kommen spätestens in dieser Phase die typischen Wechseljahresbeschwerden, wie Hitzewallungen, Schweißausbrüche (auch nachts), Schlafstörungen, Müdigkeit, trockene Haut und Schleimhäute sowie ein verstärkter Harndrang und mitunter starke Stimmungsschwankungen bis hin zu depressiven Verstimmungen.

Als Menopause wird der Zeitpunkt der letzten Monatsblutung bezeichnet. Im Durchschnitt ist eine Frau 52 Jahre alt, wenn die letzte Monatsblutung auftritt.

Als Postmenopause werden die 10 Jahre nach der letzten Monatsblutung bezeichnet. Die Beschwerden sind in dieser Phase ähnlich wie denen in der Perimenopause, aber sie klingen allmählich ab, was ebenso mit dem Hormonhaushalt zusammenhängt. Da das Östrogen fällt, können erste alterstypische Beschwerden auftreten, so bspw. die ersten Anzeichen einer Osteoporose, die hauptsächlich bei Frauen in fortgeschrittenem Alter auftritt.

Wenn nicht bisher bereits erfolgt, ist jetzt ein wichtiger Zeitpunkt für eine wirkungsvolle

Prävention gekommen, bei der auch ein bereits entstandenes Übergewicht verringert wird, um die zusätzliche Belastung auf die Knochen zu verringern. Wird nicht therapeutisch interveniert, kommt es im weiteren Verlauf zu einem stark erhöhten Risiko für Frakturen und Brüche, die bereits durch kleine Fehlbelastungen verursacht werden. Sie schränken die Belastbarkeit sehr stark ein und mitunter reicht es bis zur Pflegestufe.

Woher kommt jetzt das ‚Zuviel'?

ALTERSBEDINGTE VERÄNDERUN-GEN

Bereits ab dem 25. Lebensjahr beginnt die Uhr für uns rückwärts zu laufen. Wer bis jetzt nicht regelmäßig Sport betreibt, büßt jährlich einen Teil an Muskelmasse ein, ab dem 30. Lebensjahr sind es ca. 1 Prozent. Dadurch verringert sich der tägliche Kalorienbedarf. Der Grundumsatz, also die Menge an notwendiger Energie, die der Körper im Ruhezustand verbraucht, sinkt durch den Verlust von Muskelmasse deutlich ab.

Zusätzlich sinkt auch der Leistungsumsatz, der Energiebedarf bei jeglichen Aktivitäten. Mit steigenden Jahren wird ein Großteil gemütlicher, träger. Im Alltag werden die Aktivitäten heruntergeschraubt, so wird doch mal lieber schnell das Auto und der Fahrstuhl genommen, anstatt die Treppen zu nehmen und mit dem Fahrrad zu fahren. Bei gleichbleibenden Ernährungs–gewohnheiten und einem gleichbleibenden Aktivitätsniveau, oder sogar einem sinkenden Aktivitätsniveau, wird eine Gewichtszunahme so begünstigt. Auch mit den steigenden Ausfällen an Eisprüngen fällt ein Anteil am Energieverbrauch weg, denn alle Prozesse in unserem Körper verbrauchen Energie, sodass auch hier jeder Wegfall eine Verringerung des Gesamtumsatzes bedeutet.

Dieses gilt es auszugleichen, im besten Fall mit einer Erhöhung der Alltagsbewegungen. Durch die häufig auftretende Müdigkeit fällt es jedoch vermutlich schwerer, zusätzlichen Aktivitäten nachzugehen oder sich regelmäßig sportlich zu betätigen. Dies alles wirkt zusammen und führt zu einem ungünstigen Verhältnis zwischen einem verringerten Energiebedarf, einer zu hohen Aufnahme von Kalorien und einem zu geringen Verbrauch von Kalorien durch einen Mangel an Bewegung. Infolgedessen steigt das Gewicht langsam im Laufe der Zeit immer weiter an, vor allem durch eine Zunahme an Körperfett.

HORMONELLE VERÄNDERUNGEN

Wie bereits erläutert, sinken im Verlauf der Wechseljahre die Progesteron- und Östrogenspiegel ab. Dabei spielt es keine Rolle, ob sie absolut zu niedrig sind oder im Verhältnis zueinander oder zu anderen Hormonen. Ein Zuviel an Östrogen verursacht die häufig vorkommenden Wassereinlagerungen (Ödeme) und sorgt auch für eine typische Fettspeicherung. Das Progesteron, als zweites wichtiges Frauenhormon, hat im Gegensatz dazu einen positiven Einfluss auf das Körpergewicht, denn es unterstützt den Fettabbau und kann die Speicherung bzw. das Ansetzen neuer Fettpolster mit verhindern sowie das Ausscheiden von überflüssigem Gewebewasser begünstigen. Mit der immer geringer werdenden Anzahl an Progesteron produzierenden Gelbkörpern, während noch ausreichend Östrogene produziert werden, kommt es in diesem Ungleichgewicht zur Gewichtszunahme.

Nicht unbedingt bekannt als Frauenhormon ist das Testosteron, und doch wird es auch im Frauenkörper gebildet, wenn auch in deutlich geringerer Dosis als bei Männern. Durch das Absinken von Progesteron und Östrogenen in den Wechseljahren ist der Testosteronspiegel im Vergleich dazu erhöht. Als Folge davon erhöht sich bei einem Teil der

Frauen das Bauchfett sehr stark, erkennbar an der typisch auftretenden Apfelform, wie man sie von Männern kennt.

Denken Sie nun über das gerade Gelesene nach, werden Sie im ersten Moment vielleicht so etwas wie eine leichte Resignation verspüren. Die natürlichen Vorgänge beeinflussen uns so stark, dass es erst einmal als sehr unwahrscheinlich erscheint, gegen die Folgen etwas ausrichten zu können. Doch es ist nicht der Fall, man ist diesen Veränderungen nicht nur einfach ausgeliefert, sondern man kann das Wissen darüber zu seinem Vorteil nutzen und mit Geduld und Ausdauer gute Ergebnisse erzielen, um somit wieder zu seinem Wohlfühlgewicht zu kommen, welches man mitunter neu definieren muss.

Sollten die Beschwerden so stark ausgeprägt sein, dass es sogar bis zur Arbeitsunfähigkeit führt, dann ist eine therapeutische Intervention, auch erst mal nur vorübergehend, in Absprache mit Ihrem behandelnden Arzt möglich. Dies läuft auf eine Hormontherapie bzw. Hormonersatztherapie heraus. Je nach Art kommt es zur deutlichen Linderung, jedoch erhöht sie längerfristig das Erkrankungsrisiko für andere Erkrankungen, was man bedenken sollte.

ZUSÄTZLICHE FAKTOREN, DIE EINE ABNAHME ERSCHWEREN KÖNNEN

Mit den bereits genannten Veränderungen können weitere Veränderungen einhergehen, die Sie wahrscheinlich bisher ebenfalls noch nicht in Erwägung gezogen haben. Wahrscheinlich waren Ihre bisherigen Untersuchungen immer in Ordnung bzw. es traten keine Beschwerden auf, die einen weiteren Arzttermin notwendig machten.

Wie bereits im Rahmen der Beschwerden während der Wechseljahre erwähnt, treten mitunter auch gehäuft Stimmungsschwankungen, Reizbarkeit, häufige Müdigkeit und Kopfschmerzen auf. In erster Linie hängen sie natürlich mit den bereits genannten Ursachen zusammen, aber primär können durchaus plötzlich auftretende Krankheitsbilder auftreten, von denen Sie bisher nicht betroffen waren. Aus diesem Grund ist es wichtig, dass Sie neu auftretende Symptome ärztlich abklären lassen, damit sich die Folgen abmildern lassen.

Wenn Sie noch einmal zurückdenken, fällt Ihnen bestimmt wieder ein, dass der Beginn des Übergangs in die Wechseljahre durch ein Absinken von Progesteron gekennzeichnet ist, da es zu mehr Zyklen ohne Eisprung kommt. Infolgedessen werden die Zyklen kürzer, mitunter dauern sie ca. 3 Wochen. Die Häufigkeit von Blutungen nimmt zu und diese können sich zudem auch verlängern. Damit steigt der Blutverlust insgesamt an und damit auch die Gefahr eines Eisenmangels, der bei fortlaufender Dauer eine Anämie zur Folge haben kann.

Sollten Sie neben häufiger Müdigkeit, Abgeschlagenheit und Kopfschmerzen auch eine zunehmende Blässe, eingerissene Mundwinkel, brüchige Haare, blasse Schleimhäute und noch weitere neue ungewohnte Symptome bei sich beobachten, scheuen Sie sich nicht davor, Ihren Arzt direkt darauf anzusprechen und um eine Überprüfung Ihrer Eisenwerte zu bitten.

Ein leichter Eisenmangel lässt sich noch mit einer entsprechenden Ernährung ausgleichen, aber in einem fortgeschrittenen Stadium sind Eisenpräparate notwendig, um diesen zu beheben. Der fehlende Antrieb und die fehlende Leistungsfähigkeit sorgen dafür, dass Sie sich allgemein weniger bewegen, und dieses gilt es zu verhindern. Ein gewisses Aktivitätsniveau ist notwendig, um Kalorien zu verbrennen und den Energiehaushalt auszu–gleichen. Dieses Problem lässt sich relativ leicht beheben und sollte Ihnen keine großen Probleme bereiten.

Was mit den Wechseljahren ebenso einhergehen kann, ist der Diabetes mellitus Typ 2, eine der
häufigsten auftretenden Stoffwechselerkrankungen
im Alter. Dieser Erkrankung voraus geht häufig eine
Insulinresistenz, die in sehr vielen Fällen die Folge
von Übergewicht, durch eine ungesunde Ernährungsweise (vor allem ein deutliches Zuviel an koh-
lenhydratreicher und zuckerhaltiger Kost) und einem Bewegungsmangel, ist.

Dabei wird das eigentlich wichtige und nützli-
che Hormon Insulin zum fettaufbauenden Faktor, indem es die Fettspeicherung erhöht, weil es die über-
schüssige Glukose aus dem Blut bekommen muss.
Die Insulinresistenz ist häufig bereits vor dem eigentlichen Diabetes nachweisbar und mit den richtigen Veränderungen im Lebensstil, vor allem der Ver-
minderung der Kohlenhydrate, umkehrbar.

Gelingt dies jedoch nicht, kommt es zu einer
Fettstoffwechselstörung, Adipositas, Thrombose
und Arteriosklerose der Blutgefäße, was weitere
schwerwiegende Folgen haben kann. An diesem Beispiel wird sehr deutlich, wie wichtig es ist, seine Lebensgewohnheiten in regelmäßigen Abständen zu
überprüfen und an die neuen Bedingungen anzupas-
sen. Ein weiterhin aktiver Lebensstil ist die beste Vo-
raussetzung, um einem Übergewicht und dessen

umfangreiche Folgen vorzubeugen und sogar positiv auf bereits bestehende zusätzliche Kilos einzuwirken.

Zusammenfassend lässt sich sagen: Geben Sie gut auf sich acht und scheuen Sie sich nicht, Ihren Arzt um Rat zu fragen, auch wenn dieses komplexe Thema allgemein unangenehm ist. Es geht jedoch um Ihr Wohlbefinden und um Ihre Gesundheit!

Was also tun?

DIE ERNÄHRUNGSUMSTELLUNG

Werfen Sie nicht einfach alles überschwänglich über Bord, denn Sie brauchen Geduld und sollten mit Bedacht an die Umstellung rangehen. Verschaffen Sie sich einen Überblick über Ihre bisherigen Essensgewohnheiten. Vielleicht haben Sie bereits ein Ernährungstagebuch geführt, welches Sie jetzt als Basis nutzen können. Falls nicht, dann ist dies ein guter Zeitpunkt, damit anzufangen.

Nehmen Sie sich in den nächsten 2 Wochen die Zeit und schreiben Sie auf, was Sie am Tag gegessen und getrunken haben. Es spricht nichts dagegen, eine entsprechende App zu nutzen, die Ihnen auch eine Übersicht über die Kalorien und Nährstoffangaben liefert. Seien Sie bei Ihrer Dokumentation ehrlich und lassen Sie nichts aus, denn gerade die kleinen Snacks zwischendurch sind oftmals ein deutliches Zuviel.

Nach 2 Wochen nehmen Sie sich Ihr Ernährungstagebuch zur Hand und werten es aus. Sie werden überrascht sein, weil ein Überschreiten der benötigten Energiezufuhr schneller erreicht wird als oftmals gedacht.

Dazu fällt Ihnen vermutlich auch auf, dass der Anteil an Zucker der Gesamtmenge an Energiezufuhr höher ist als gedacht, denn er versteckt sich unter vielen Namen in unseren Lebensmitteln, wie bspw. Dextrose, Maltose und alles, was sonst auch auf -ose endet ist nichts anderes als Zucker, und davon gibt es oftmals gleich mehrere in einem Produkt. Schauen Sie sich bspw. Ihre Getränke an. Der Löffel Zucker im Kaffee?

Oder jeden Tag Fruchtsaft oder Smoothies, weil sie so gesund sind? Ich denke, die Nährwertangaben auf den jeweiligen Produkten sprechen für sich. Mit diesem neuen Blick auf Ihre Gewohnheiten lassen sich bereits kleine Änderungen vornehmen, so verdünnen Sie bspw. Ihren Fruchtsaft mit Wasser, wenn Sie nicht komplett darauf verzichten wollen. Natürlich dürfen Sie auch naschen zwischendurch, aber es sollte sich in Grenzen halten und im besten Fall schaffen Sie einen Ausgleich durch etwas mehr Bewegung.

Bereits erwähnt wurde die Insulinresistenz, die dem Diabetes mellitus II vorausgehen kann. Es gilt diese zu vermeiden und im Falle des Vorhandenseins wieder rückgängig zu machen. Der Anteil an Zucker sollte dafür unbedingt gesenkt werden.

Ebenso wichtig ist die ausreichende Zufuhr an Proteinen. Sie sind wichtig für den Erhalt der Muskelmasse, als Enzyme, die Reaktionen beschleunigen, sind sie unerlässlich bei allen Prozessen in unserem Körper, da sie diese überhaupt erst ermöglichen. Als Strukturproteine bestimmen sie nicht nur den Aufbau unserer Zellen, sondern dadurch auch unseren gesamten Körperbau. Als Hormone regulieren sie wichtige Vorgänge im Körper, so reguliert bspw. das Insulin den Glukoseanteil in unserem Blut. Aus dieser sehr kurzen Auflistung geht hervor, warum Proteine so wichtig sind für uns, vor allem auch in einem höheren Alter.

Sie sind eine sehr wichtige Stütze bei Ihrem Vorhaben, Ihr Gewicht zu reduzieren, ohne dass Mangelerscheinungen auftreten (wie z.B. eine ungewollte Abnahme an Muskelmasse). Ihr Körper braucht sie, um Funktionen und Prozesse aufrechtzuerhalten, während Sie die Energiezufuhr insgesamt reduzieren.

Essen Sie daher regelmäßig Hülsenfrüchte, Nüsse, Fleisch (im besten Fall weißes Fleisch), Fisch und Eier und Milchprodukte. Bauen Sie diese Lebensmittel in Ihren Ernährungsplan regelmäßig mit ein. Dies hat auch den weiteren Vorteil, dass Sie einem gravierenden Eisenmangel vorbeugen und somit für den Erhalt Ihrer Leistungsfähigkeit sorgen. Sollten Sie eine vegetarische oder vegane Ernährungsweise bevorzugen, dann ist es umso wichtiger, sich über entsprechende Lebensmittel zur Deckung des Bedarfs zu informieren und in gewissen Abständen die Blutwerte kontrollieren zu lassen, damit auf jeden auftretenden Mangel entsprechend reagiert werden kann. Mangelerscheinungen können vielseitig sein und Ihr Wohlbefinden maßgeblich beeinflussen, was wiederum einen negativen Einfluss auf Ihre Aktivitäten insgesamt haben wird.

Fehlen dürfen ebenso wenig Vitamine und Mineralstoffe, die sich in Obst und Gemüse finden lassen. Diese können nicht vom Körper selbst hergestellt werden, weshalb sie über die Nahrung aufgenommen werden müssen. Ohne sie könnten viele Prozesse im Körper nicht ablaufen, weshalb eine gute Versorgung mit ihnen wichtig ist. Die geläufige

Empfehlung lautet bis zu 5 Portionen Obst/Gemüse am Tag zu essen, und je bunter die Auswahl, desto besser für Ihre Nährstoffzufuhr. Wechseln Sie zwischen den Arten der Zubereitung, essen Sie Gemüse roh, aber auch gegart. Um den Verlust an Vitaminen einzugrenzen, empfiehlt es sich, Gemüse zu dünsten. Der Geschmack ist zudem auch noch etwas intensiver und es bleibt etwas knackiger.

Eine Aufnahme in Form von Nahrungsergänzungsmitteln ist nicht grundsätzlich zu empfehlen. Die Dosierung ist zum einen in vielen Präparaten recht hoch und zum anderen sind sie isoliert nicht wirksam, da sie weitere Stoffe benötigen. Sollte ärztlich ein konkreter Mangel festgestellt werden, besteht die Möglichkeit einer entsprechenden Ernährungsberatung zum Beheben des Mangels. Von einer selbstständigen Einnahme der üblichen frei verkäuflichen Präparate ist abzuraten, denn eine langfristig zu hohe Dosierung kann negative Auswirkungen haben. Ein weiterer wichtiger Bestandteil unserer Nahrung sind die Ballaststoffe, die unverdaulichen Bestandteile. Sie haben den Vorteil, dass sie für eine Zunahme des Sättigungsgefühls sorgen. Sie binden Wasser, auch im Magen, und quellen auf, was eine Zunahme der Magendehnung zur Folge hat. Damit wird der appetitanregende Ghrelin-Spiegel gesenkt, man ist satt.

Es spielt keine Rolle, für welche Form der Ernährung Sie sich entscheiden, solange Sie es schaffen, einen Mangel an Nährstoffen zu vermeiden. Um Ihr Ziel einer erfolgreichen Gewichtsreduktion zu erreichen und diese dauerhaft zu erhalten sowie keinen Leistungsabfall zu verzeichnen oder resultierende gesundheitliche Folgen, ist es wichtig, einen Nährstoffmangel zu vermeiden. Eine gesunde ausgewogene Ernährungsweise bildet das Grundgerüst für Ihren gewünschten Erfolg. Verinnerlichen Sie es wie ein Credo, welches Ihnen hilft, wenn die Gesamtsituation Ihnen mal wieder etwas mehr zu schaffen macht und Sie resignieren.

SPORT – PRÄVENTION UND STÜTZE

Es lässt sich nicht oft genug betonen, wie wichtig Sport für unsere Gesundheit und unser Wohlbefinden ist. Vielleicht waren Sie früher einmal sogar sehr sportlich, dann versuchen Sie, sich daran zu erinnern, wie Sie sich nach einer Sporteinheit fühlten. Wie war Ihr Wohlbefinden allgemein? Konnten Sie bereits einmal Beschwerden lindern durch regelmäßige sportliche Aktivitäten? Es muss kein höheres Leistungsniveau sein, eine regelmäßige Aktivität von je einer Stunde ist ausreichend und beugt vielen Erkrankungen vor. Wenn es Ihnen schwerfällt, Ihre Motivation aufrecht zu erhalten, dann suchen Sie sich Verstärkung. Tun Sie sich mit einer Freundin zusammen oder gehen Sie zum Gruppensport, dafür bieten sich bspw. auch Vereine sehr gut an.

Dies unterstützt Sie beim Erreichen Ihres Ziels. In Bezug auf die Wechseljahre betrifft dies vor allem die Osteoporose, auch Knochenschwund genannt, bei der die Knochen an Dichte abnehmen und leicht brechen. Eine einfache Fehlbelastung reicht dann aus, um einen Bruch zu verursachen. Der Grund für die Häufigkeit von Osteoporose, vor allem bei Frauen im höheren Alter, ist das Abfallen der Östrogene. Im Normalfall ist der Auf- und Abbau von Knochenzellen ausgeglichen, sodass es keine wesentlichen Veränderungen gibt.

Bei einer ausgewogenen Versorgung mit Kalzium und Vitamin D3 bis zum Ende des 3. Lebensjahrzehnts bleibt die Knochendichte mitunter bis zur Menopause stabil. Danach ändert sich das Verhältnis und der Aufbau von Knochenzellen geschieht langsamer als der Abbau, was zum Verlust von

Knochenmasse führt. Durch den zusätzlichen Verlust an Muskelkraft in der Postmenopause verringert sich der mechanische Reiz für den Knochenaufbau ebenso. Daraus ergibt sich die Bedeutung von Sport als Prävention. Durch die mechanischen Reize, Zug- und Ziehkräfte, während eines ausgewogenen Krafttrainings, wird die Knochenzellenneubildung angeregt. Die Knochen müssen beansprucht werden, um ihre Funktion zu erhalten. Das Gleiche gilt für unsere Muskulatur. Wird sie nicht ausreichend beansprucht, schwindet sie stetig. Dabei ist es gerade unsere Muskulatur, die einen hohen Anteil am Energieverbrauch hat und damit ein bedeutender Faktor zur Gewichtsreduktion ist. Zusätzlich bleiben Sie länger leistungsfähig und sind damit in der Lage, aktiv die altersbedingten Abbauprozesse in Ihren Auswirkungen abzumildern. Wurde bei Ihnen bereits Osteoporose festgestellt, gibt es verschiedene Möglichkeiten der Therapie, die Sie mit Ihrem behandelnden Arzt sorgfältig planen können.

Aber nicht nur bei Osteoporose ist Sport das erste Mittel der Wahl. Vor allem zum Abbau von Körperfett und dem Aufbau von Muskelmasse ist Sport alternativlos. Wie Sie bereits wissen, sinkt der Gesamtenergiebedarf mit fortschreitendem Alter stetig. Die Gründe dafür wurden bereits erläutert.

Wenn Sie also Ihre Ernährungsweise nicht anpassen, indem Sie die aufzunehmenden Kalorien nicht reduzieren, nehmen Sie automatisch stetig zu, selbst wenn Sie sich mit einem täglichen Überschuss von 200 Kalorien noch im Rahmen bewegen.

Denken Sie zurück an die vielen Faktoren, die insgesamt dazu beitragen, dass Ihr Körper weniger Energie benötigt. Sie könnten jetzt denken, einfach bei der aufnehmenden Kalorienmenge zu sparen, löst das Problem. Jedoch werden Sie eher dringend benötigte Nährstoffe einbüßen, wie bspw. Proteine, die wiederum für den Erhalt der Muskelmasse nötig sind. Und da kommt Sport ins Spiel. Durch ein regelmäßiges Krafttraining bauen Sie langsam Muskelmasse auf und wirken einem weiteren Verlust entgegen. Da Sie mehr Muskelmasse haben, die versorgt werden muss, steigt Ihr Grundumsatz. Ihr Körper benötigt so mehr Energie, auch in Ruhe, um alle Funktionen aufrecht erhalten zu können.

Die Energie bezieht er auch aus dem Körperfett und so können Sie nach und nach Ihren Körperfettanteil senken, Muskeln aufbauen und neben der Gewichtsreduktion Ihre Figur formen. Sie werden natürlich nicht aussehen wie mit 20, aber für eine Frau in oder nach den Wechseljahren, die alle genannten Veränderungen erlebt, können Sie Ihr persönliches und neu definiertes Wohlgefühl nach und nach auch genießen. Denn dieses neu gewonnene Lebensgefühl gibt Ihnen vielleicht auch neue Kraft für neue Projekte. Entdecken Sie ruhig noch Neues, die Wechseljahre sind nicht das Ende, sondern nur ein Übergang in einen neuen Lebensabschnitt.

Ihr Weg zum Wohlfühlgewicht

EIN 10-WOCHEN-PLAN

Wie anfangs erwähnt, handelt es sich bei einer Gewichtsabnahme während und nach den Wechseljahren um einen Marathon. Dieser beginnt, wie bei jeder guten Planung, mit einer momentanen Bestandsaufnahme und einer konkreten Zielsetzung. Damit auch Ihre kleinen Erfolge sichtbar werden und Sie nicht Ihre Motivation verlieren, wenn es nach Ihrem eigenen Empfinden mal nicht ganz so gut läuft, beziehen sich die angegeben 10 Wochen auf die Phase der Veränderungen, bezogen auf Ihren Lebensstil allgemein, die bereits zügig erste Ergebnisse zeigen.

Dabei geht es nicht nur darum, Ihnen vorzugeben, was Sie stets und ständig zu tun haben, sondern Ihr Auge auf die kleinen Veränderungen zu lenken, die Sie mitunter erst einmal nicht wahrnehmen würden. Sie sind aber wichtig, denn an ihnen können Sie ablesen, was bei Ihnen gut funktioniert und was nicht und ob Sie an Ihren Plänen noch einmal nacharbeiten sollten. Wenn es einmal stagniert, brauchen Sie nicht frustriert zu sein. Lenken Sie Ihren Blick von den Dingen, die noch nicht sind, wie gehofft, sondern freuen Sie sich über die kleinen Veränderungen, die Sie erleben. Nach 10 Wochen wird Ihre Wahrnehmung sich verändert haben und die neu gewonnenen Erkenntnisse sowie Perspektiven werden Sie darüber hinaus begleiten, sodass Sie langfristig Ihr neues Gewicht auch halten können.

Zur Kontrolle können Sie sich eine kleine Kiste zurechtlegen, in die Sie folgende Dinge hineinlegen: 1 Maßband, 1 Schreibheft Ihrer Wahl, Stifte zum Schreiben und kleine Haftnotizzettel. Eine Waage steht wahrscheinlich schon bereit. Wenn Sie sich für eine App entschieden haben, mit der Sie Ihre Nährwertangaben und Aktivitäten protokollieren wollen, dann sollte diese jetzt installiert und eingerichtet sein. Dann kann es losgehen!

Woche 1 und 2

Es wird mit der Bestandsaufnahme begonnen. Als Erstes legen Sie Ihr persönliches Ziel fest, vielleicht haben Sie auch mehrere Ziele. Nehmen Sie sich Ihr Schreibheft und stellen Sie für sich die Frage: „Was möchte ich erreichen?" Versuchen Sie, dies so klar zu formulieren wie möglich, denn dieses werden Sie sich immer wieder vor die Augen führen. Als Nächstes sind Sie nach dem bisherigen Lesen soweit, sagen zu können, wie Sie dieses Ziel erreichen können. Notieren Sie sich die Frage: „Wie erreiche ich dieses Ziel?" Das „Wie" wissen Sie, werden Sie nun konkret. Sie können bspw. schreiben: „Ich treibe zweimal in der Woche Sport." Überlegen Sie, was für Sie umsetzbar ist. Wenn Sie wissen, dass es kaum möglich ist, viermal in der Woche zum Sport zu kommen, dann schreiben Sie es auch nicht auf. Ist es machbar, zweimal zum Sport zu gehen, dann lässt sich dieses entsprechend einplanen und auch umsetzen. Die Umsetzbarkeit ist hier maßgeblich, denn wenn Sie sich etwas vornehmen, von dem Sie wissen, dass es schwierig ist umzusetzen, werden Sie frustrierter, als Sie dies jetzt bereits sind. Nun sollten Sie Ihr Ziel formuliert und dazu machbare Handlungsanweisungen überlegt haben.

Jetzt kommt der für viele Frauen eher unangenehme Teil, aber haben Sie keine Scheu. Legen Sie im Schreibheft eine Tabelle an mit mehreren Spalten (oben). Jede Spalte wird mit einem Körperteil betitelt, welches in gewissen Abständen vermessen wird (der Umfang), da diese Werte oftmals aussagekräftiger sind als die reinen Gewichtsangaben. Lassen Sie eine Spalte ganz links frei und dann beschriften Sie die folgenden Spalten. Vermessen werden: Oberarm, Taille, Hüfte und Oberschenkel. Versuchen Sie, je einen Punkt zu bestimmen, an dem Sie die Messungen jeweils durchführen werden. In der ersten linken Spalte wird „Datum" eingetragen. Darunter werden Sie das jeweilige Datum eintragen und nach rechts gehend die gemessenen Werte des jeweiligen Messpunktes. Dieses werden Sie jetzt auch als Erstes machen. Nehmen Sie Ihr gewähltes Datum, an dem Sie starten möchten, und messen Sie die Umfänge der entsprechenden Messpunkte. Tragen Sie diese in die Tabelle ein. Als Nächstes wiegen Sie sich und notieren Sie sich Ihr jetziges Ausgangsgewicht. Was für den Verlauf eine gute Protokollierung ist, sind Fotos. Sie werden es vermutlich nicht mögen, aber fotografieren Sie sich von vorne, von der Seite und von hinten. Damit können Sie im Laufe der Zeit Ihre Fortschritte sichtbar machen. Sie werden sehen, dass Sie sich verändern. Damit folgt der letzte Teil. Erstellen Sie für sich ein Belohnungssystem. So können Sie sich bspw. nach den ersten 3 kg weniger einen Saunabesuch gönnen. Überlegen Sie sich, womit Sie sich selbst ein paar kleine Wünsche erfüllen oder Freuden bereiten können. Dabei geht es nicht hauptsächlich um den materiellen Wert, sondern darum, dass es etwas für Ihr Wohlbefinden ist.

Ein ebenfalls schwieriger Teil ist das Thema Ernährung. Fangen Sie an zu protokollieren, was Sie zu sich nehmen. Per App lässt sich dieses sehr einfach handhaben, da viele Apps Ihnen die Nährwertangaben gleich mit anzeigen. So können Sie immer sehen, wie die Verteilung ausschaut. In erster Linie soll es Ihnen einen Überblick darüber verschaffen, wo Sie etwas positiv beeinflussen können. Sie haben bereits gelernt, worauf es ankommt, nun geht es an die Umsetzung. Folgendes Beispiel: Sie essen tagsüber verteilt regelmäßig frisches Obst und achten auch sonst auf Ihre Ernährung. Dennoch ist der Anteil an Zucker in der Bilanz recht hoch. Dies ist nicht verwunderlich, denn Obst enthält mitunter sehr viel Fruchtzucker. Also verringern Sie den Anteil an Obst und steigern den Anteil an Gemüse. Eine kleine Änderung, die gesamt aber viel ausmachen kann. Gehen Sie auf die Suche nach neuen Rezepten. Es gibt eine große

Anzahl an Kochbüchern, auch für jede Ernährungs-
form. Nehmen Sie sich Zeit zum Stöbern, das kann in
der Bibliothek, in der Buchhandlung oder auch im
Internet sein. Auch hier ist es wichtig, darauf zu achten, dass die Zubereitung in Ihren Alltag passt. Sind
Rezepte auf die Dauer zu umständlich, ist die Wahr-
scheinlichkeit höher, dass Sie wieder zu ungesünde-
ren Alternativen greifen, damit meine ich die üblichen Tiefkühl- und Fertiggerichte, da sie schnell gemacht sind.

Sollten Sie bereits Übergewicht haben, Diabetes,
eine Insulinresistenz oder sonstige Erkrankungen,
ist es ratsam, sich ärztlich begleiten zu lassen, da
Veränderungen (die gewünscht sind) solche Erkrankungen beeinflussen und eine Anpassung im Be-
handlungsplan notwendig wird. Dies kann nur durch
regelmäßige Überprüfungen festgestellt werden.

Schauen Sie nach Möglichkeiten zum Sporttreiben. Vielleicht haben Sie eine Freundin, die ebenfalls
Gewicht verlieren möchte, dann können Sie sich ge-
genseitig motivieren und so die Erfolgschancen steigern. Wenn es für Sie infrage kommt, können Sie sich
ein Sportstudio suchen und zu einem Probetraining
verabreden. Dieser erste Termin dient dazu, das Stu-
dio etwas kennenzulernen und sich anzuschauen,
wie ein Gerätetraining grundsätzlich durchgeführt

wird. Sie können Fragen stellen bzgl. auftretender Bedenken (vor allem auch gesundheitlich) und hinsichtlich Ihrer Zielsetzung, denn vielleicht bietet sich ergänzend ein passender Kurs an, damit Sie auch regelmäßig in einer Gruppe trainieren. Auch dies hilft beim Dranbleiben. Mittlerweile gibt es einige Studios nur für Frauen und auch dort können Sie ein Probetraining absolvieren.

Sie sollen sich schließlich auch beim Sporttreiben wohlfühlen, denn regelmäßig dorthin zu gehen, ist das Ziel. Wollen Sie sich lieber gleich nach Gleichgesinnten umschauen, können Sie die Angebote von Vereinen aus Ihrer Umgebung prüfen. Viele Vereine haben Kurse für bestimmte Zielgruppen und gute ausgebildete Übungsleiter, die für spezielle Fachgebiete qualifiziert sind. Möglicherweise kommt der Anstoß auch von Ihrem Arzt und Sie bekommen eine Verordnung, sodass die Krankenkasse die Teilnahme am Kurs kostentechnisch übernimmt. Wie Sie merken, gibt es eine sehr große Vielzahl an Möglichkeiten. Die Optimale zu finden, ist wichtig, denn es soll langfristig sein.

Damit Sie nicht einfach das Nächstbeste nehmen, dürfen Sie sich damit auch die 2 Wochen Zeit nehmen, aber dennoch nicht aufschieben, denn die sportliche Betätigung soll Teil Ihres neuen Alltags werden. Zusätzlich dazu sollten Sie beginnen, mehr Bewegung in Ihren Alltag einzubauen. Kurze Strecken sollten Sie zu Fuß gehen oder das Fahrrad nehmen, anstatt mit dem Auto zu fahren. Für die zweite Etage muss man nicht den Fahrstuhl nehmen, das schaffen Sie ebenfalls, zudem ist Treppenlaufen ein gutes Training für die großen Muskeln der Beine und des Gesäßes. Je häufiger Sie dies alles einbauen, umso leichter fällt es Ihnen auch mit der Zeit, denn Ihr Körper gewöhnt sich an die Belastung. Zur Unterstützung können Sie sich auch einen Tracker anschaffen, der Ihre Schritte zählt, zurückgelegte Kilometer misst und Ihre Aktivitäten aufzeichnet. Damit bekommen Sie eine Übersicht darüber und Sie können sehen, wo Sie Energie verbrauchen und wie viel.

Erwarten Sie nicht zu viel. Anfangs liegt der Schwerpunkt auf den Veränderungen Ihrer Gewohnheiten. Versuchen Sie, sich am Ende des Tages zu entspannen und auch noch einmal zu reflektieren. Vielleicht entdeckten Sie etwas, was Ihnen besonders viel Spaß gemacht hat oder auch das Gegenteil. Notieren Sie sich solche Dinge. Führen Sie ein Tagebuch, in dem Sie sich mitteilen können. Das können auch Begebenheiten gewesen sein, in denen Sie sich unwohl fühlten oder besonders gut. Vielleicht wissen Sie auch, warum und Sie können eine Idee entwickeln, wie Sie beim nächsten Mal positiv auf solch eine Begebenheit reagieren können.

So kann es bspw. vorkommen, dass Sie im Sportstudio einen negativen Kommentar über sich und Ihr Aussehen hören. Das ist natürlich unangenehm und es ist verständlich, wenn Sie am liebsten dort nicht wieder hingehen wollen. Ändern Sie Ihren Blickwinkel. Sie haben ein Ziel und sind aktiv geworden, um dieses Ziel zu erreichen. Damit sind Sie schon sehr viel weiter als viele andere, die vermutlich noch immer weitestgehend auf der Couch sitzen. Darauf können Sie stolz sein und es gibt nichts, was Ihnen unangenehm sein muss oder wofür Sie sich schämen müssten.

Woche 3

Die ersten Schritte sind Sie bereits gegangen. Die ersten Veränderungen haben Sie vorgenommen und nun geht es auf einen ersten Prüfstand. Wie gut kommen Sie mit diesen ersten Veränderungen zurecht? Passen Sie gut in Ihren Alltag oder sorgen Sie manchmal auch für Stress? Haben Sie Spaß daran, neue Rezepte auszuprobieren und Gerichte gefunden, die Sie sehr gerne essen? Waren Sie die ersten Male beim Sport und bekamen einen Trainingsplan, von dem Sie das Gefühl haben, dass er Ihr Vorhaben unterstützt? Konnten Sie Ihre Alltagsbewegung steigern und schaffen Sie jetzt mehr Treppen, ohne gleich aus der Puste zu sein, sondern erst eine oder zwei Etagen höher? Wenn Sie das meiste davon mit „ja" beantworten können, haben Sie schon ein gutes Stück Arbeit geschafft. Nun gilt es, diese positiven Änderungen beizubehalten und am Ball zu bleiben. Sollten Sie feststellen, dass Ihnen etwas nicht gut bekommt, müssen Sie nicht daran festhalten. Suchen Sie eine Alternative.

Am Ende der 3. Woche bietet es sich an, die Werte, der zu Beginn festgelegten Messpunkte, abzulesen. Messen Sie erneut die Umfänge. Sie dürften feststellen, dass es durchaus bereits etwas weniger geworden ist. Die Kombination aus mehr Bewegung im Alltag, Sport und einer gesunden ausgewogenen Ernährung lassen durchaus in 3 Wochen einen kleinen Teil des Körperfetts schmelzen. Denn Sie vermeiden ein Zuviel an Kalorien und verbrauchen deutlich mehr als noch vor Beginn Ihrer Umstellung. Vielleicht ist Ihnen auch aufgefallen, dass Sie etwas besser schlafen oder Ihre Reizbarkeit etwas besser geworden ist, Ihre Stimmung sich allgemein verbessert hat. Diese Dinge wahrzunehmen und sich auch darüber freuen zu können, bildet eine wichtige Basis für Ihr Vorankommen. Zudem könnten Sie Ihre erste

Belohnung einlösen und bspw. einen Kinobesuch planen oder bei einem Saunabesuch entspannen.

Die Veränderungen, die Sie sich selbst vorgenommen haben und anfangs vielleicht noch ungewohnt waren, dürften jetzt langsam, aber sicher in Ihren gewohnten Alltag verankert sein, das heißt integriert und nicht mehr als zusätzlich empfunden werden. Dann stehen die Chancen gut, dass Sie diese problemlos beibehalten werden können.

Woche 4 und 5

Die ersten Schritte haben Sie erfolgreich gemeistert und die ersten Erfolge haben sich bereits gezeigt. Beim Training stellen Sie fest, dass Sie bereits eine Steigerung der Gewichte und eine Verbesserung Ihrer Beweglichkeit und Ausdauer erzielen konnten. Litten Sie sonst häufiger unter Kopfschmerzen oder Verspannungen, dürften diese bereits ebenfalls zurückgegangen sein. Ihr Körper reagiert mit den entsprechenden Anpassungen an die gesteigerte Belastung und Ihre Kleidung sitzt vermutlich auch wieder etwas lockerer. Werden Sie beim Sport jedoch nicht übermütig. Eine Über- oder Fehlbelastung gilt es zu vermeiden, denn Ihre Leistungsfähigkeit soll erhalten bleiben. Hören Sie auf Ihren Trainer. Sollte es Ihnen zwischendurch schwerfallen, an den neuen

Gewohnheiten dranzubleiben, nehmen Sie sich Ihr Schreibheft und gehen Sie wieder Ihr Ziel durch. Sie können es durchaus anpassen, wenn Sie in den letzten Wochen Erfahrungen machten, die ein bisschen den Ehrgeiz in Ihnen weckten. So können Sie sich durchaus als Ziel setzen, zwei Klimmzüge zu schaffen, was in der Trainingsplanung berücksichtigt werden kann. Solche kleinen Ziele sorgen nicht nur für Abwechslung, sondern sie lassen uns auch entwickeln.

Wie bereits angesprochen, können bestimmte Krankheitsbilder eine Anpassung des Behandlungsplans erfordern. Bleiben Sie im Gespräch mit Ihrem Arzt. Führen Sie weiterhin Ihr Tagebuch und vermerken Sie Besonderheiten oder Veränderungen und lassen Sie diese überprüfen. Leiden Sie bspw. unter Bluthochdruck und nehmen Sie Medikamente, um diesen zu senken, kann es vorkommen, dass Ihr Blutdruck unter Ihre bisherigen Werte sinkt und unter Umständen plötzlich zu niedrig ist, was eine Anpassung bei der Medikation zur Folge hat. Geben Sie also weiterhin auf sich acht und notieren Sie Auffälligkeiten.

Nach den ersten Wochen dürften Sie nun eine Reihe von Änderungen in Ihrem Speiseplan vorgenommen haben. Durch die tägliche Protokollierung gewannen Sie ein Gesamtbild über Ihre Nährstoffzufuhr und passten entsprechend Ihrer aktuellen Situation bereits einiges an. Ich hoffe, es geht Ihnen gut damit und Sie konnten bereits merken, dass sich ein paar Dinge positiv veränderten. So könnte sich die Trockenheit Ihrer Haut gebessert haben, Sie stellen fest, dass in Ihrer Haarbürste weniger Haare bleiben nach dem Kämmen, Sie sind nicht mehr ganz so häufig müde oder antriebslos und müssen sich förmlich zwingen, um etwas zu unternehmen.

Dies sind sehr gute Zeichen und es zeigt, dass Sie auf dem richtigen Weg sind. Auch wenn es Ihnen noch immer ab und an schwerfällt, die neuen Gewohnheiten konsequent umzusetzen, finden Sie bspw. weniger Ausreden, um etwas nicht zu tun oder zu verschieben. Sie haben Ihren Alltag vielleicht bereits so umstrukturiert, dass er ausgeglichen ist im Verhältnis Aktivitäten, Ruhepausen, Familienzeit und den zwingend notwendigen Erledigungen. Damit konnten Sie für weniger belastende stressbehaftete Situationen sorgen. Als Folge sind Sie ausgeglichener und Ihre Reizbarkeit ist gesunken und Sie sind nicht mehr so schnell verstimmt. Nach den bisherigen 5 Wochen haben Sie gute Fortschritte geschafft. Bleiben Sie am Ball!

Woche 6 und 7

Es wird wieder spannend, denn es wird Zeit für die nächste Bestandsaufnahme. Nehmen Sie sich wieder Ihre Tabelle zur Hand und vermessen Sie die entspre–chenden Umfänge, wie vorgegeben. Schauen Sie sich nun an, wie sich die Zahlen veränderten. Im ersten Moment erscheint es Ihnen nicht sehr viel, aber jeder sinkende Wert ist super, denn er zeigt an, dass Sie bereits erfolgreich Gewicht verloren haben. Wenn Sie Ihr Gewicht mit der Waage kontrollieren, könnten Sie etwas irritiert sein.

Die Abnahme vom Körpergewicht könnte Ihnen als zu gering erscheinen dafür, dass Sie bereits sichtlich an Umfang verloren haben. Es ist jedoch normal. Sie haben in den ersten 6 Wochen ein bisschen an Muskelmasse aufgebaut, was gewünscht ist. Versuchen Sie, sich Folgendes vorzustellen: Sie nehmen 1 kg Muskeln und stellen diesem Kilo 1 kg Fett gegenüber. Es dürfte deutlich sein, dass Fett mehr Masse benötigt, um 1 kg zu erreichen. Die Menge an Körperfett, die Sie bereits verloren haben, geht noch nicht sehr stark ins Gewicht. Dafür können Sie die Veränderungen sehen, Ihre Kleidung sitzt deutlich lockerer als zu Beginn und Ihre Haut wirkt fester. Die für Sie häufig aufgetretenen Schmerzen in Gelenken dürften sich bereits verbessert haben, da Sie durch die Muskulatur und weniger Gewicht entlastet werden. Eine Steigerung Ihres Wohlbefindens werden Sie bereits bemerken.

Nach 6 Wochen ist es an der Zeit, Ihren Trainingsplan zu überarbeiten. Im Sportstudio werden Sie das zusammen mit Ihrem Trainer oder Ihrer Trainerin machen. Nach 6 Wochen hat sich Ihr Körper an die Belastung gewöhnt und entsprechend angepasst, indem sich Ihre Kraft steigerte und Muskelmasse aufgebaut hat. Nun gilt es, neue Reize zu setzen, sodass er auch weiterhin gefordert wird. Denn dies ist notwendig, wenn Sie weiterhin gut vorankommen möchten. Gibt es zu wenige Reize, ist keine Notwendigkeit da, mit Anpassungen zu reagieren, aber gerade diese sind das Ziel. Sollten Sie zu Hause trainieren, wird es ebenfalls Zeit, Ihr Training zu überprüfen. Steigern Sie die Belastung, indem Sie bspw. mit Therabänder trainieren oder sich kleine Hanteln zulegen. Es müssen keine schweren Gewichte sein, aber verändern Sie Ihren Plan, indem Sie einfache gegen schwierigere Übungen tauschen, mehr Wiederholungen planen oder einen Satz mehr. Beobachten Sie, wie Ihr Körper reagiert und orientieren Sie sich daran.

Wenn Sie am Anfang Ihren Körperfettanteil mit einem Caliper (eine Zange zur Körperfettmessung) bestimmen ließen, können Sie die Messung wiederholen lassen, um zu schauen, wie sich Ihr Körperfettanteil bisher entwickelt hat. Wie bereits erfolgt, wird jetzt auch die nächste Messung der Umfänge der festgelegten Messpunkte gemacht und Sie können zur Dokumentation erneut Ganzkörperfotos machen. Vergleichen Sie diese mit Ihren Fotos vom Anfang, als Sie starteten.

Sie werden nun die Veränderungen sehen. Seien Sie zufrieden mit dem, was Sie bisher geschafft haben. Belohnen Sie sich mit einer Kleinigkeit, das haben Sie sich verdient. Überprüfen Sie, ob sich bei Ihren Zielen im Laufe der Zeit etwas verändert hat. Wollen Sie immer noch nur Ihr Gewicht reduzieren oder wurden Sie sogar vom Ehrgeiz gepackt und planen die Teilnahme an einem Halbmarathon? Wenn Sie das Bedürfnis haben, Ihre Ziele neu zu definieren, dann dürfen Sie dies tun. Sie haben 6 Wochen erfolgreich gemeistert und haben natürlich die Chance, noch neue Dinge zu entdecken und zu erleben.

Die Umstellung Ihrer Ernährung sollte jetzt weitestgehend erfolgt sein. Sie wissen nun, worauf Sie achten müssen, welche Lebensmittel für Sie am besten geeignet sind und es dürfte Ihnen nicht mehr allzu schwer fallen, die neuen Essensgewohnheiten beizubehalten und nicht wieder in alte Muster zu fallen. Sollten Sie beim Thema Ernährung noch nicht so richtig Ihren Weg gefunden haben, ist auch dies nicht schlimm. Probieren Sie weiterhin, was für Sie am besten passt. Wichtig ist, dass Sie dranbleiben und sich nicht zu sehr unter Druck setzen. Niemand erwartet, dass Sie in kürzester Zeit alles komplett um 180 Grad drehen, das sollten Sie auch nicht von sich erwarten. Orientieren Sie sich an den Grundsätzen einer gesunden ausgewogenen Ernährung und Sie finden Ihren Weg dabei. Merken Sie, dass es Ihnen mehr Probleme bereitet, als anfangs gedacht, können Sie auch eine Ernährungsberatung in Anspruch nehmen. In dieser bekommen Sie noch einmal ausführlich alles Wichtige erläutert und mit entsprechender Unterstützung überwinden Sie auch dieses Problem.

Nach den Umstellungen im Sport und bei der Ernährung werden Sie ab und an das Gefühl haben, als seien Sie wieder am Anfang. Die neuen Übungen fordern Sie wieder mehr, Ihr Körper muss mehr arbeiten als zuletzt. Verwechseln Sie dies bitte nicht mit einem Verlust Ihrer Leistungsfähigkeit. Es ist normal, denn Ihr Körper muss mit entsprechenden Anpassungen reagieren, damit er die gesteigerten Belastungen bewältigen kann. Dies ist völlig normal und wird Ihnen im Laufe der Zeit noch häufig passieren. Bleiben Sie dran, auch wenn es erst einmal schwierig erscheint. Schließlich haben Sie sich etwas vorgenommen, was Sie erreichen wollen.

Schauen Sie in Ihre Aufzeichnungen und sehen Sie sich an, was sich bereits getan hat. Sie haben an Umfang verloren, was bedeutet, dass Sie Körperfett verloren haben, Sie konnten Ihre Belastbarkeit steigern und Ihre Beschwerden, die mit den Veränderungen in den Wechseljahren einhergehen, haben sich ebenfalls gebessert. Dies ist Grund genug, nicht wieder zurückzufallen oder nachlässig zu werden. Seien Sie stolz über all das, was Sie bereits geschafft haben und belohnen Sie sich, indem Sie sich etwas Gutes tun. Wie wäre es mit einem Besuch in der Therme oder einem neuen schönen Shirt?

Woche 8 und 9

Sie haben jetzt 2 Monate geschafft! Auch wenn es Ihnen oftmals nicht leicht fiel, haben Sie nicht aufgegeben. Es dürfte jetzt deutlich sichtbar sein, welche Wirkungen die Veränderungen haben. Durch die Ernährungsumstellung konnten Sie vorhandene Defizite ausgleichen und die Folgen der Mangelzustände sind verschwunden. Ihre Haut hat sich deutlich gebessert, Sie kommen morgens besser aus dem Bett, Sie sind nicht mehr häufig müde und es fällt Ihnen leichter, Ihren Alltag zu bewältigen, Ihre Stimmung hat sich allgemein gebessert und Sie können mit den jetzt noch vorhandenen typischen Wechseljahresbeschwerden besser umgehen. Es fällt Ihnen leichter, diese Umstellung in Ihrem Leben so anzunehmen, wie sie eben gerade stattfindet, da Sie sich allgemein wohler fühlen, wieder attraktiver finden und entspannter im Umgang mit sich selbst sind.

Die letzten Wochen haben Sie die Erfahrung gemacht, dass selbst kleine Veränderungen im Ganzen eine große Wirkung haben. Sie haben aktiv Ihren Alltag verändert und sind nicht zurückgefallen, obwohl Ihnen manchmal danach war. Sie haben es geschafft, das Gelernte zu nutzen, um die für sich passenden Veränderungen vorzunehmen. Im letzten Schritt nehmen Sie noch einmal eine Bestandsaufnahme vor. Schauen Sie sich noch einmal an, was sich konkret verändert hat, vergleichen Sie die Fotos und lassen Sie es einen Moment wirken. Nehmen Sie die Erfahrungen aus den letzten Wochen zusammen und reflektieren Sie diese.

Wie haben Sie sich gefühlt? Was fiel Ihnen leicht, was schwer? Gab es auch Momente, in denen Sie aufgeben wollten, weil es Ihnen zu umständlich vorkam? Fühlten Sie sich anfangs etwas überfordert, weil es zu viel Informationen gab und diese erst einmal verarbeitet werden mussten? Waren Sie gespannt auf die Zwischenergebnisse und was Sie tatsächlich schaffen konnten? Wie hat Ihr Umfeld reagiert und gab es auch jemanden, der sich anschloss und mitzog? Notieren Sie sich die für Sie wich–tigsten Dinge und nehmen Sie diese zur Hand, wenn es in Zukunft wieder schwieriger wird.

Woche 10

Nun sind Sie soweit, dass Ihre anfangs neuen Veränderungen zur Gewohnheit geworden sind. Sie sind im Alltag viel aktiver als zuvor. Sie gehen gerne zum Sport, haben Spaß an der Bewegung und neue Bekanntschaften geschlossen, mit denen Sie sich austauschen können. Vielleicht konnten Sie sogar Ihren Partner dazu bewegen, sich anzuschließen, sodass Sie für sich sogar ein neues gemeinsames Hobby finden konnten. Sie sind belastbarer, leistungsfähiger, wirken jugendlicher und strahlen eine neue Zufriedenheit aus.

Nun sollten Sie sich noch einmal Ihre Zielsetzung anschauen. Überprüfen Sie diese noch einmal auf Ihre Gültigkeit und passen Sie sie nochmals an. Sehen Sie sich auch Ihre Punkte an, mit denen Sie Ihr Ziel erreichen konnten. Machen Sie hinter all denen einen Haken, die Sie jetzt zum Schluss noch immer beachten und durchführen. Stellen Sie sich noch einmal die Frage, wie Sie Ihre bisherigen Erfolge weiterführen und ausbauen wollen, auch wieder mit dem Augenmerk auf deren Umsetzbarkeit.

Sie können sich jetzt selbst einen Plan aufstellen, den Sie als Grundlage nehmen für Ihren weiteren Weg. Vergessen Sie dabei nicht, dass jede kleine positive Veränderung ein Grund zur Freude ist und Sie Ihrem Ziel Stück für Stück näher bringt. Wie anfangs erwähnt, laufen Sie einen Marathon und keinen Sprint. Seien Sie geduldig, auch mit sich selbst. Es wird Phasen geben, in denen erst einmal nicht viel passiert. Dies ist kein Grund zur Sorge, sondern ein Moment zum Innehalten und überprüfen, ob Sie an einem bestimmten Punkt wieder etwas anpassen müssen. Das ist völlig normal und Sie müssen sich nicht stressen lassen.

Schlussbemerkung

Wie Ihnen beim Lesen aufgefallen ist, haben Sie nicht einfach vorgelegt bekommen, was Sie wie tun sollten. Die Entscheidung zur Veränderung Ihrer Lebensgewohnheiten haben Sie selbst getroffen, wie so viele andere Frauen auch, aus einer grundlegenden Unzufriedenheit und vielleicht schon einer gewissen Verzweiflung heraus.

Einfache Handlungsanweisungen erscheinen erst einmal wie eine schnelle Lösung, denn es wird Ihnen mitgeteilt, was Sie wie und wann am besten tun sollten. Allerdings beachten Sie nicht Ihre individuellen Gegebenheiten. Jede Frau erlebt diese Zeit anders und hat andere Voraussetzungen. Was einer hilft, ist bei der anderen völlig sinnlos. Aus diesem Grund wird im 10-Wochen-Plan auch immer wieder der Fokus auf Ihr Empfinden und auf die kleinen Veränderungen gelegt.

Diese kleinen Veränderungen werden schnell übersehen und ist man schon etwas frustriert, weil man nach seinem eigenen Empfinden nicht vorankommt oder einfach nichts hilft, dann wird der Frust nur noch größer. Ein Teil dieses Buches vermittelt Ihnen Grundlagenwissen in einfacher verständlicher Sprache, damit Sie verstehen können, was eigentlich mit Ihnen passiert und dass dieses absolut normal ist. Es gehört zu unserem Leben dazu.

Falls Ihr Interesse geweckt wurde und Sie sich mit den verschiedenen Themen weiter auseinandersetzen wollen, finden Sie im Quellenverzeichnis eine gute Auswahl an Büchern. Vielleicht entwickeln Sie sogar ein tiefergehendes Verständnis und finden noch viele Anregungen für Ihre weitere Planung.

Ich wünsche Ihnen für Ihren weiteren Weg zum Ziel viel Erfolg und vor allem beste Gesundheit, damit Sie noch viele gute und aktive Jahre haben.

Quellenverzeichnis

Leidenberger, Strowitzki, Ortmann: Klinische Endokrinologie für Frauenärzte. 5. Auflage. Heidelberg, Berlin, Springer Verlag 2014.

Biesalski, Graf: Ernährung und Bewegung – Wissenswertes aus Ernährungs- und Sportmedizin. Berlin, Springer Verlag 2018.

Wonisch, Hofmann u.a. (Hrsg.): Kompendium der Sportmedizin. 2. Auflage Wien, Springer Verlag Austria 2017.

Markl, Jürgen (Hrsg.): Purves Biologie. 9. Auflage Heidelberg, Spektrum Akademischer Verlag 2011.

Schneider, Jacobi, Thyen: Hormone – ihr Einfluss auf mein Leben. Berlin, Springer Verlag 2020.

Herstellung und Verlag:

BoD – Books on Demand, Norderstedt

ISBN: 9783753403779

© Charlotte Bach 2020

1. Auflage

Kontakt: Psiana eCom UG/ Berumer Str. 44/ 26844 Jemgum

Covergestaltung: Fenna Larsson

Coverfoto: depositphotos.com

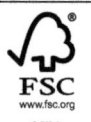